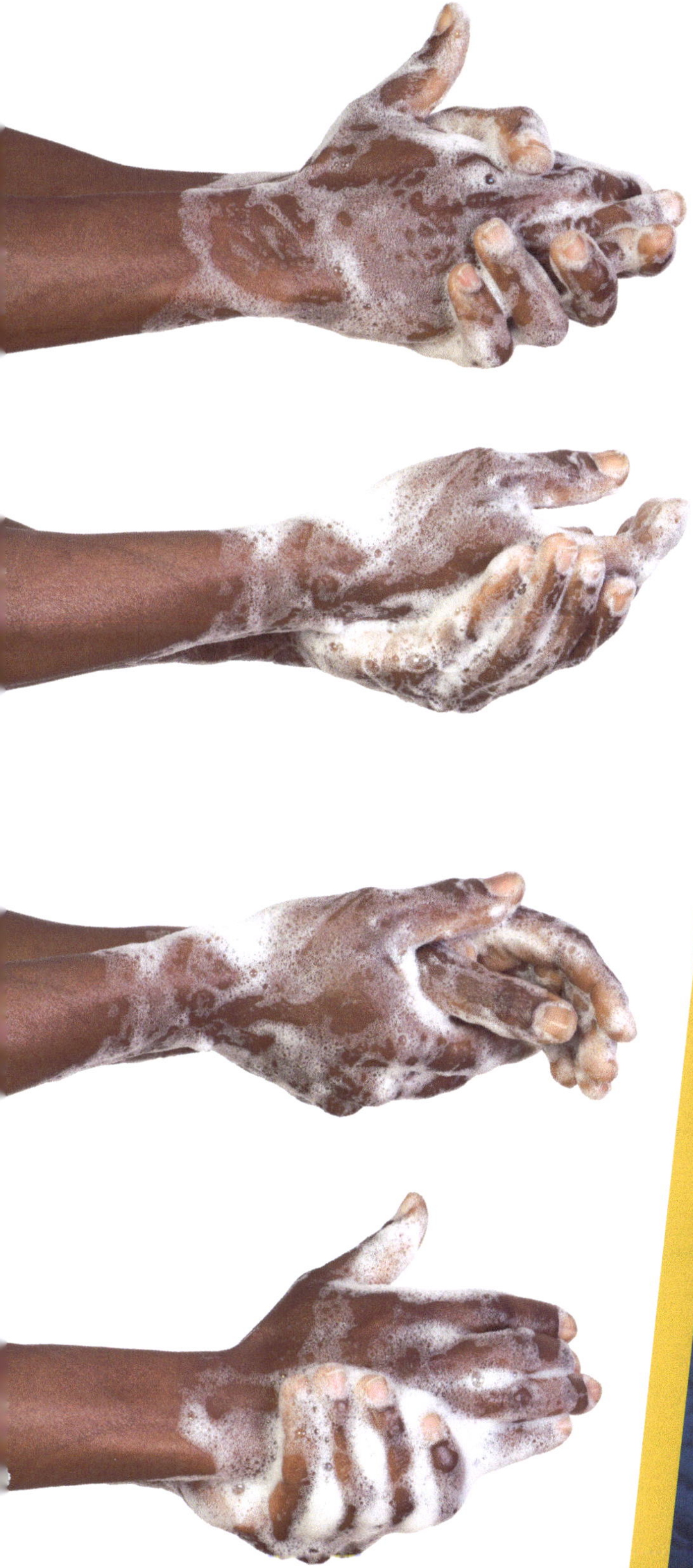

Še kaa
ntiraã
tûlutur bôla
kisitir na,
gûur du
kila gontar.

I0756876

Kaa tûlti

Aũ ruyima: *Mamar Bokor ye Usuman Biran ye Rivers Camp «Galmaĩ Wûji»*

Aũ kêliyima: *Robert Johnson «Sûmpi Zen»*

Aũ ruyima: Mamar Bokor ye Usuman Biran ye Rivers Camp «Galmaĩ Wûji»
Aũ kêliyima: Robert Johnson «Sûmpi Zen»
Amma geyintiraã: APE

ASSOCIATION

POUR LA PROMOTION

D'EDUCATION

www.dazaga.com

Kaa tûlti

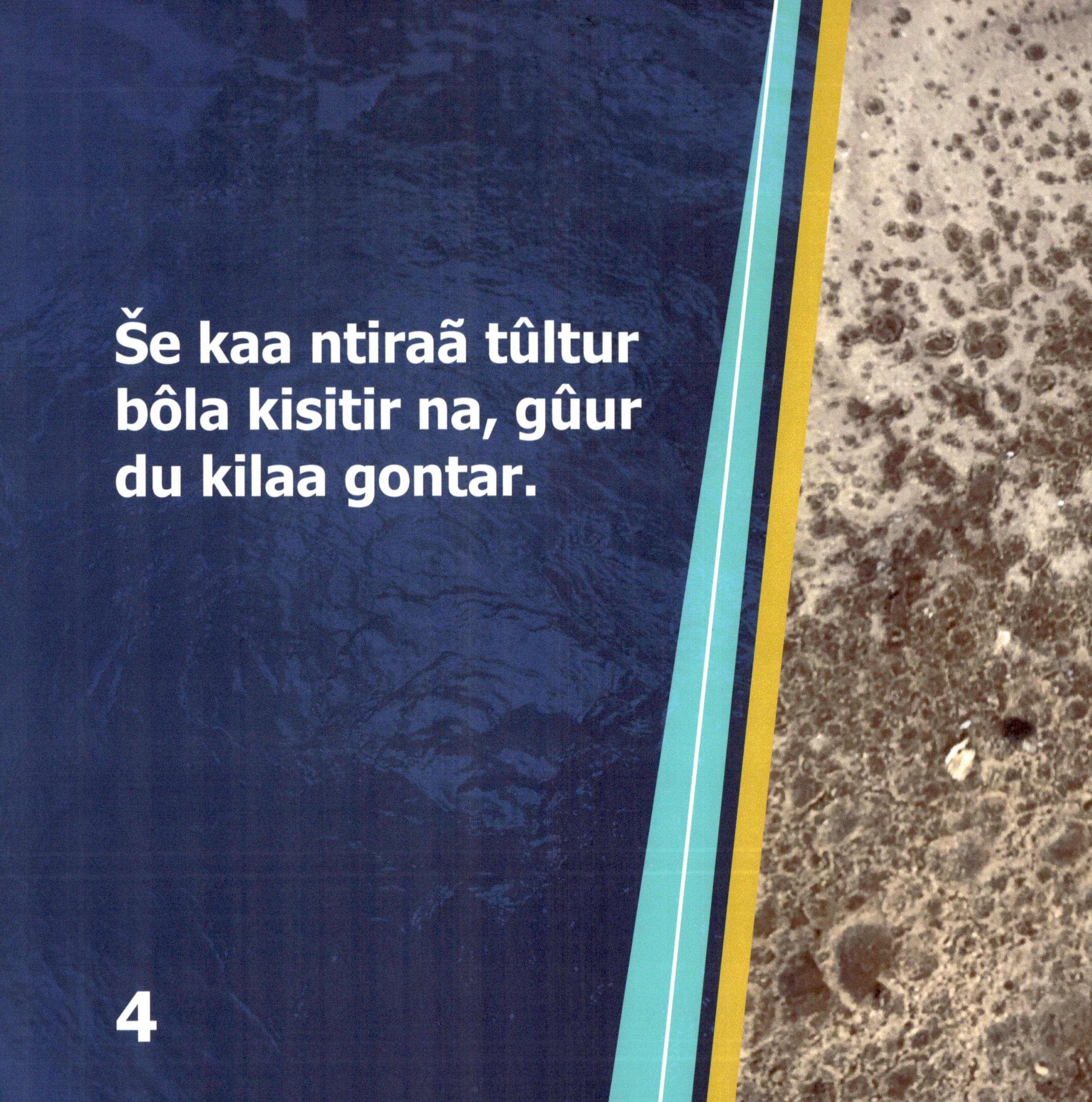

Še kaa ntiraã tûltur bôla kisitir na, gûur du kilaa gontar.

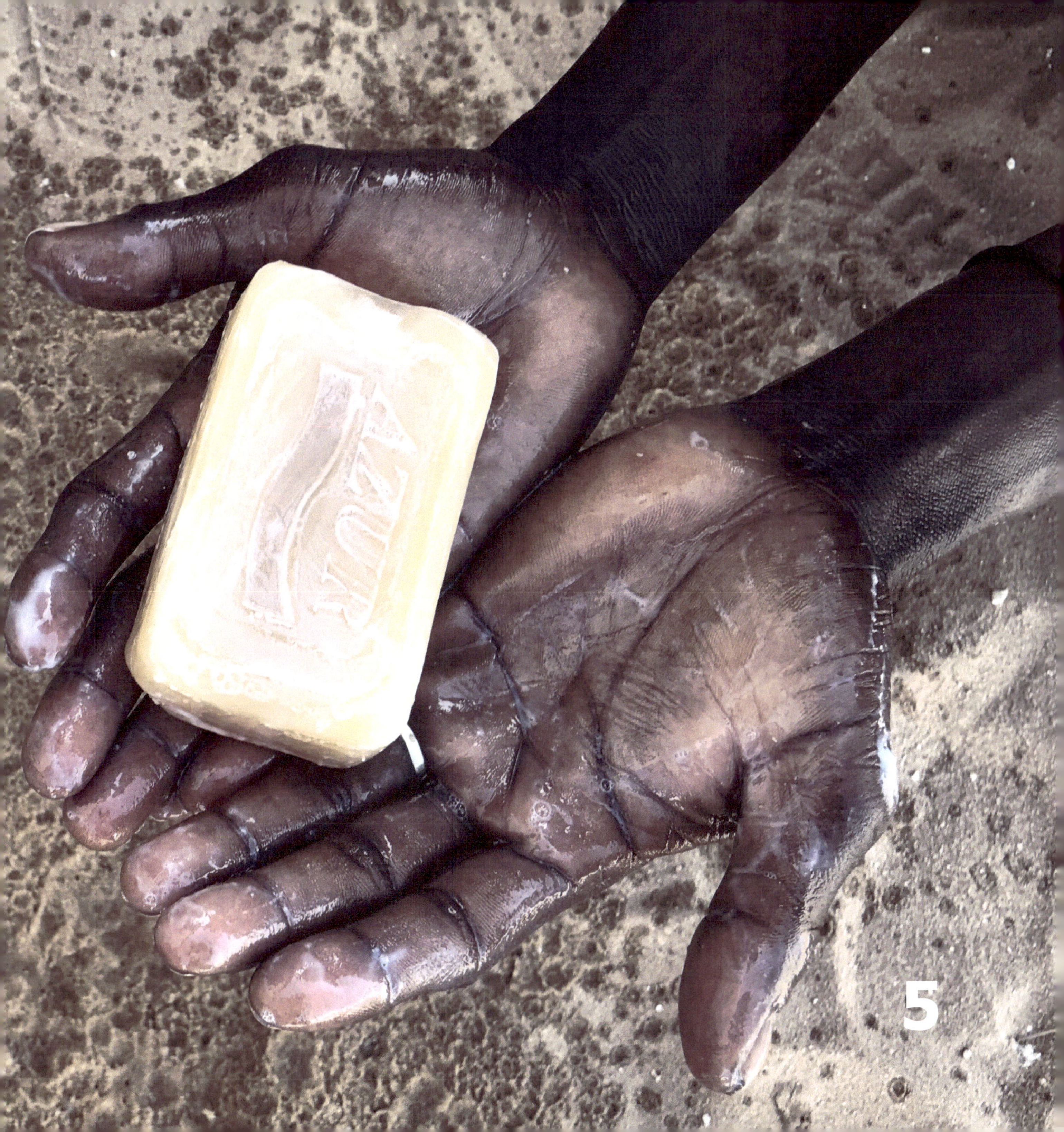

5

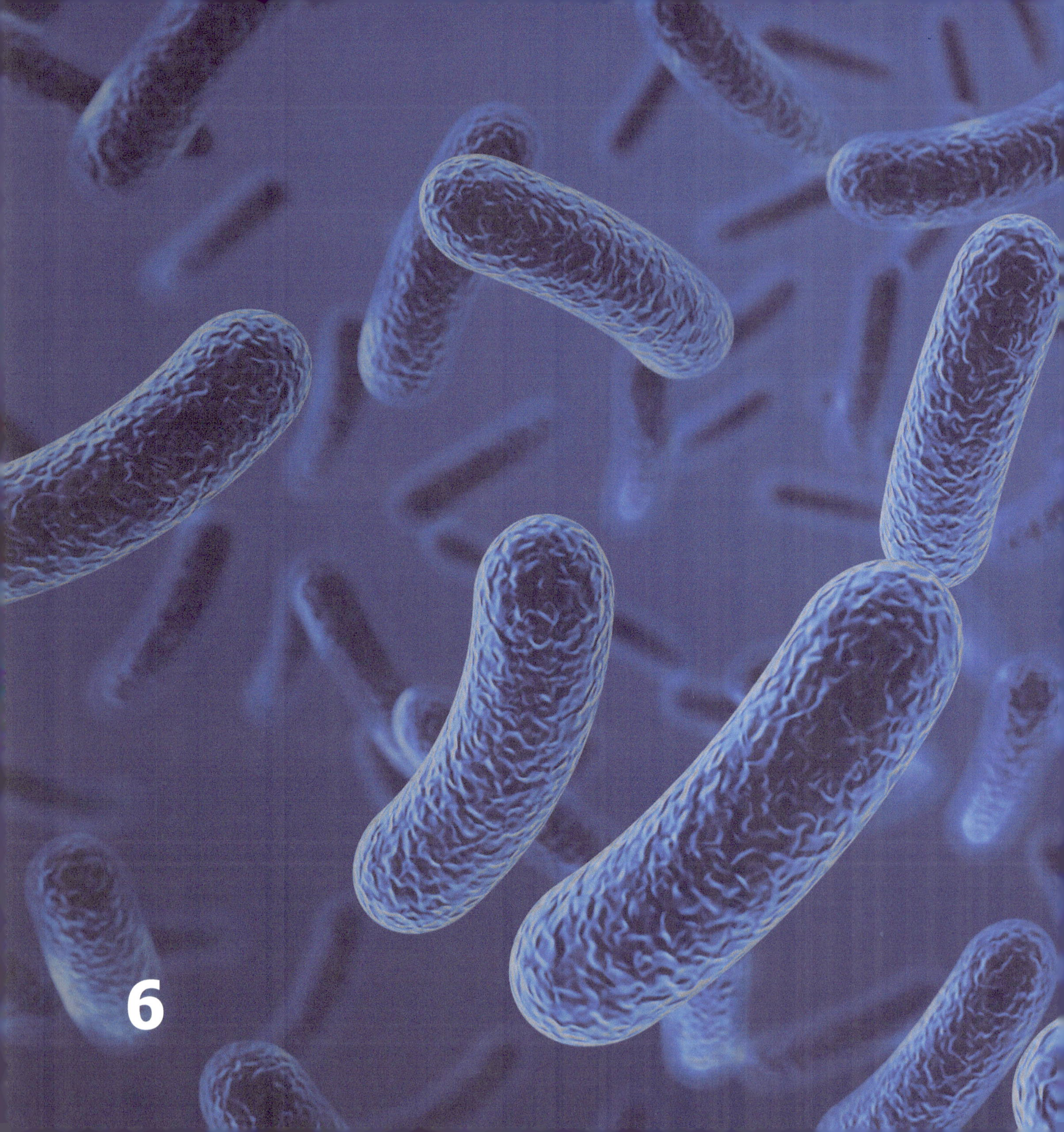
6

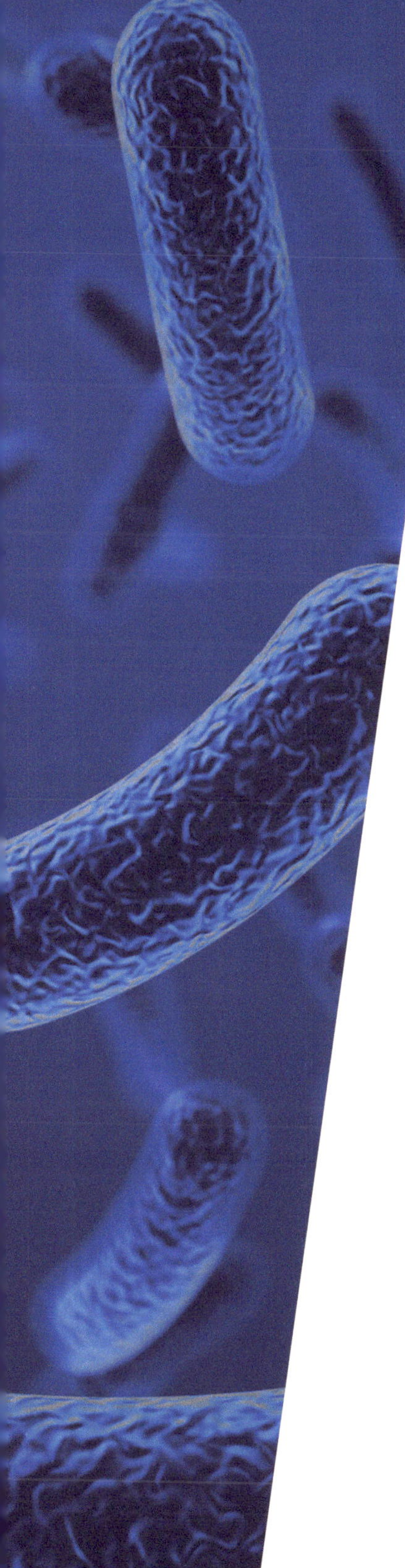

Iniyã addimiyã
saa ru turutunna
kuliyã kaga ciki.
Kuliyã ta bag ye
gûura kura ye
ginna dîri.

Asuu tra mire iniyã
addimiyã saa ru
turutunnaã ba duruŋire
gisu nceŋi. Suru huma
«mîkuroskop» intigi.
Asuu ai kinci ru kuliyã
addimiyã saa ru
turutunni.

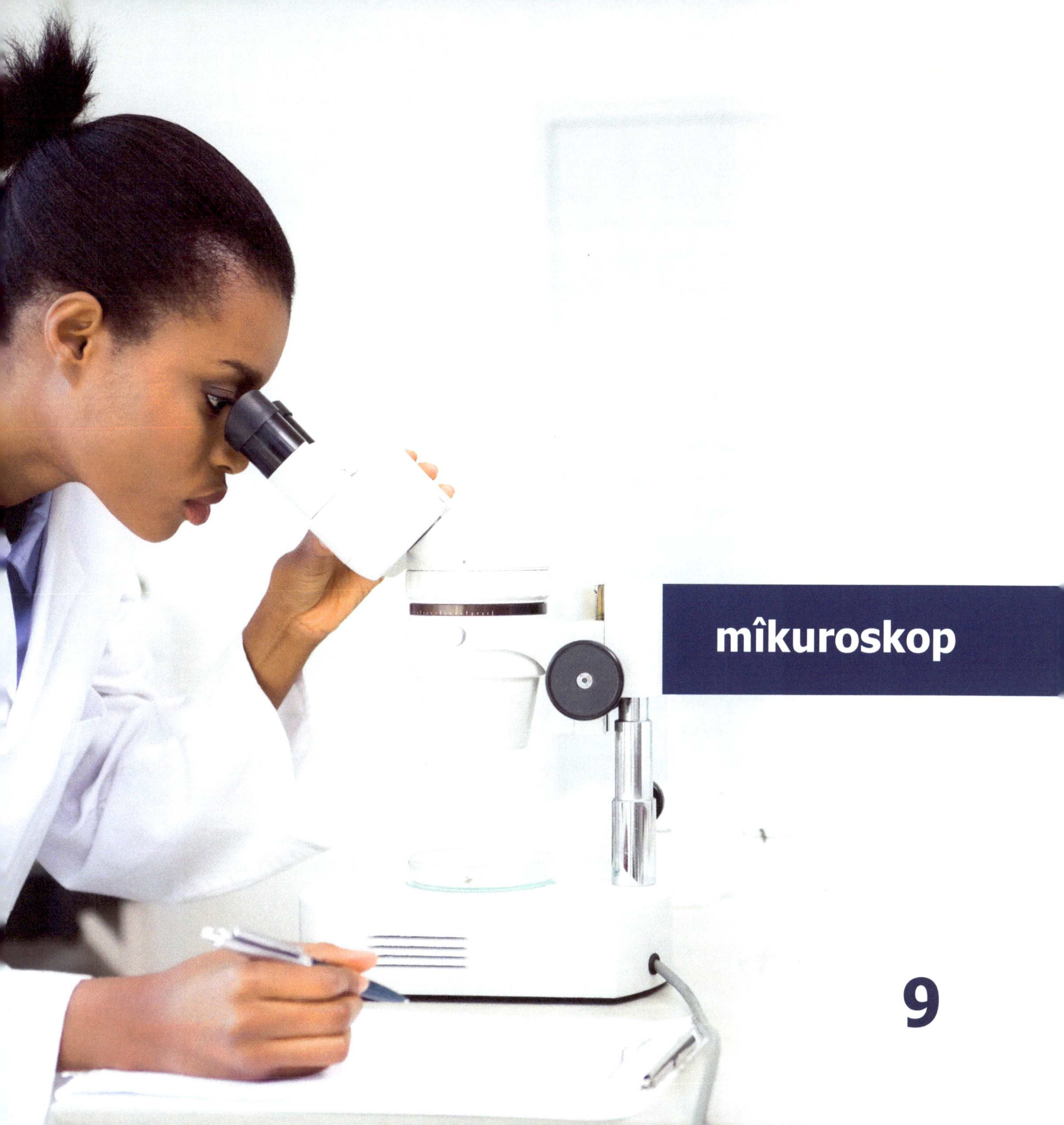
mîkuroskop
9

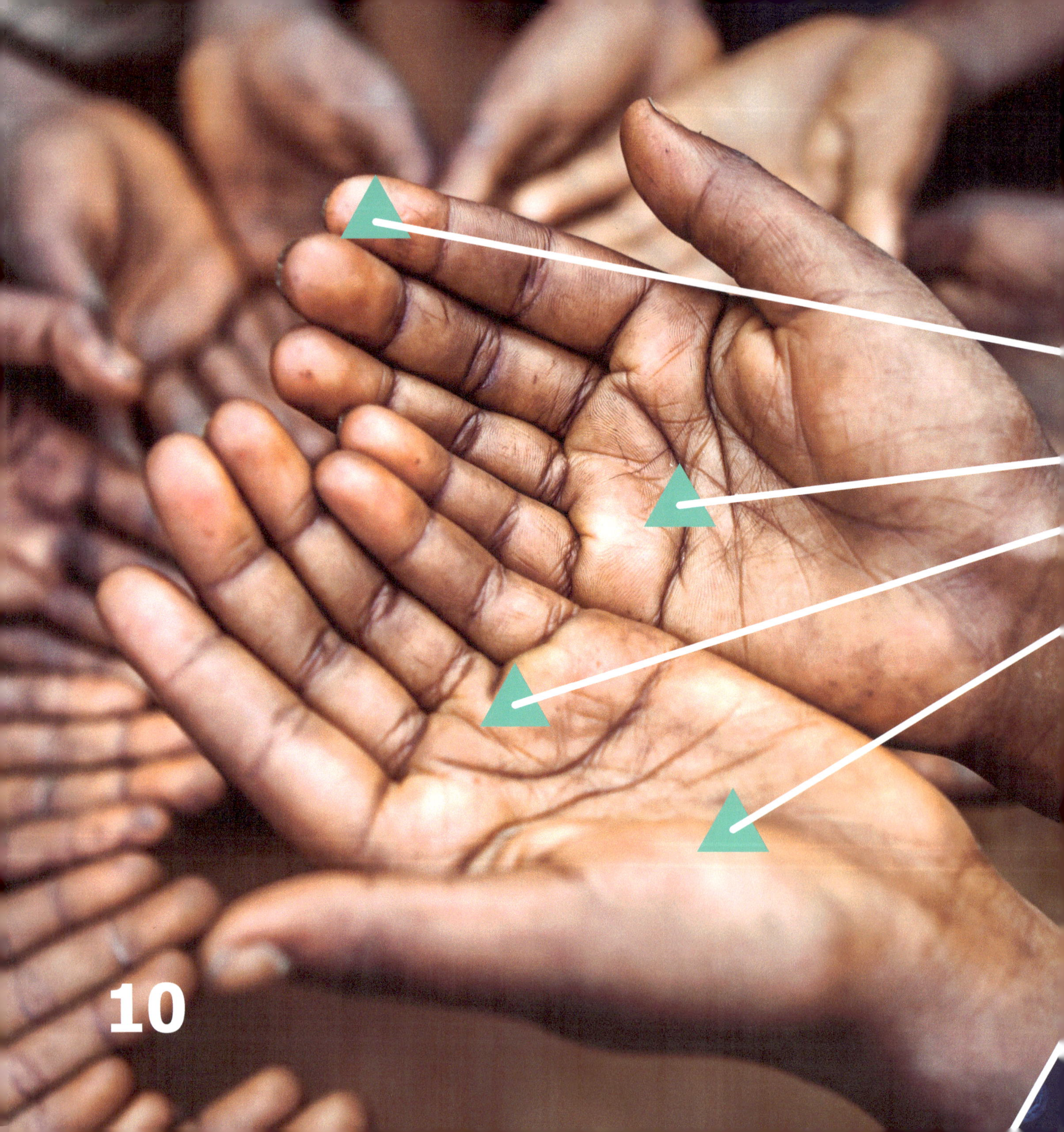

10

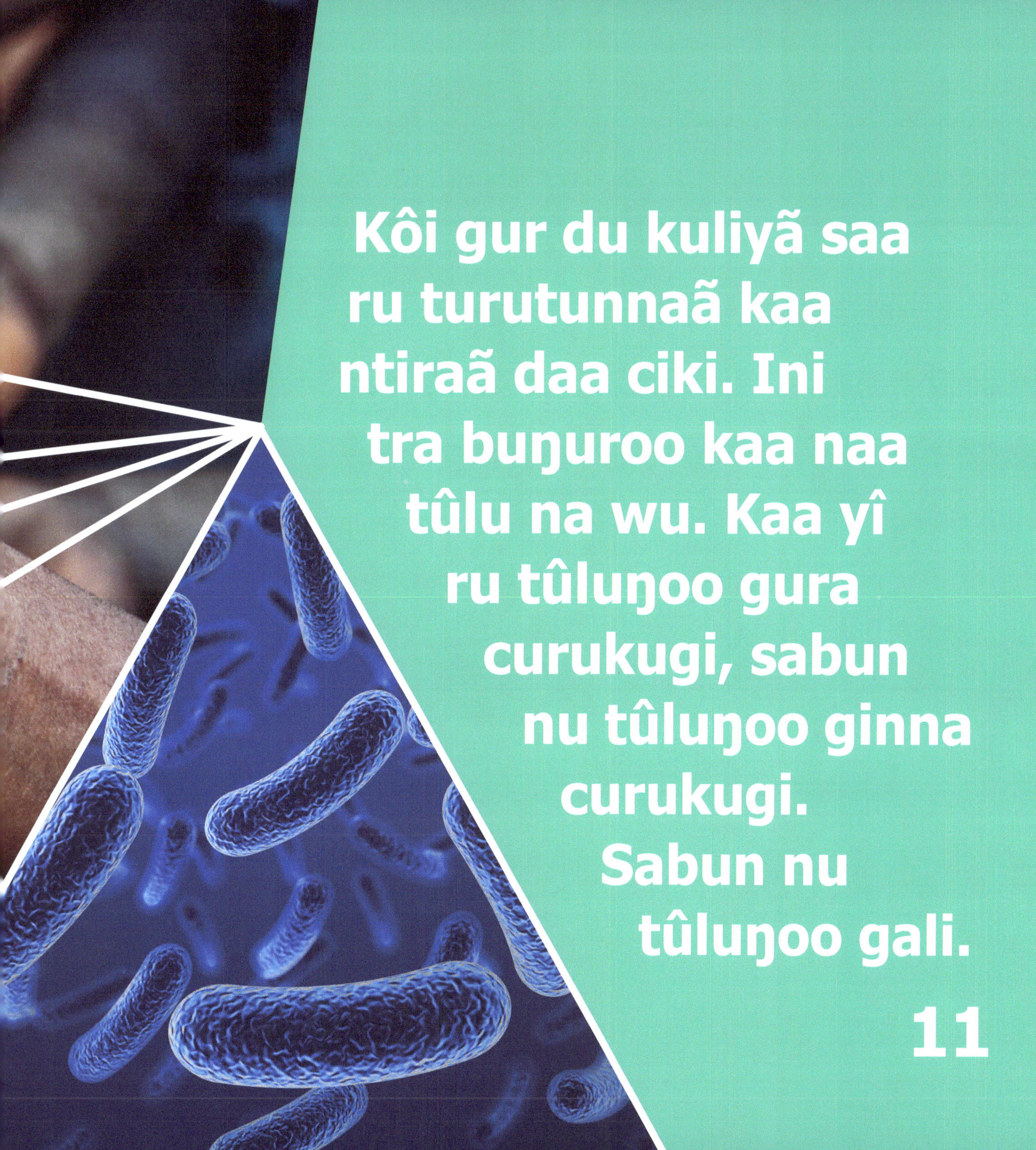

Kôi gur du kuliyã saa
ru turutunnaã kaa
ntiraã daa ciki. Ini
tra buŋuroo kaa naa
tûlu na wu. Kaa yî
ru tûluŋoo gura
curukugi, sabun
nu tûluŋoo ginna
curukugi.
Sabun nu
tûluŋoo gali.
11

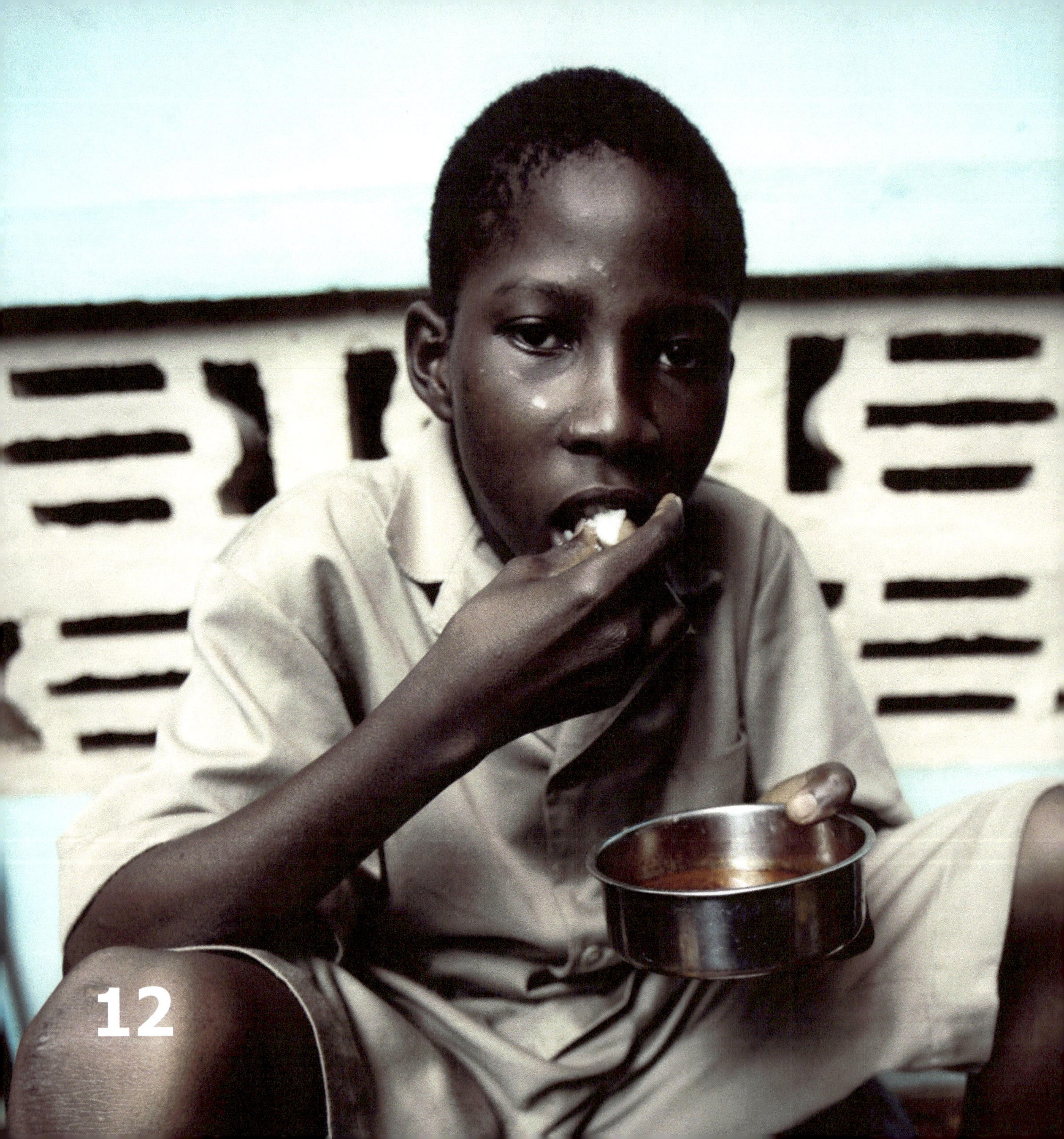

12

Kaa tûlturdoo maaši buŋoo kuliyã saa ru turutunnaã gûura dîdda ciki. Kasar duro zutugi. Te jillan nu ñaana kaa hunaã tûlci na bôla gisi na maaši we.

Yaliyã addiyã maaši
wirigire kogo kaa
huntaã tûlcintinne
ru wiroo kiši gisigi.
Kiši gisigaã dêfi
ye kuliyã saa ru
turutunnaã ye
maaši kii wiroo
kiši gisigi.

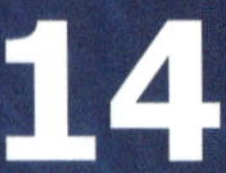

14

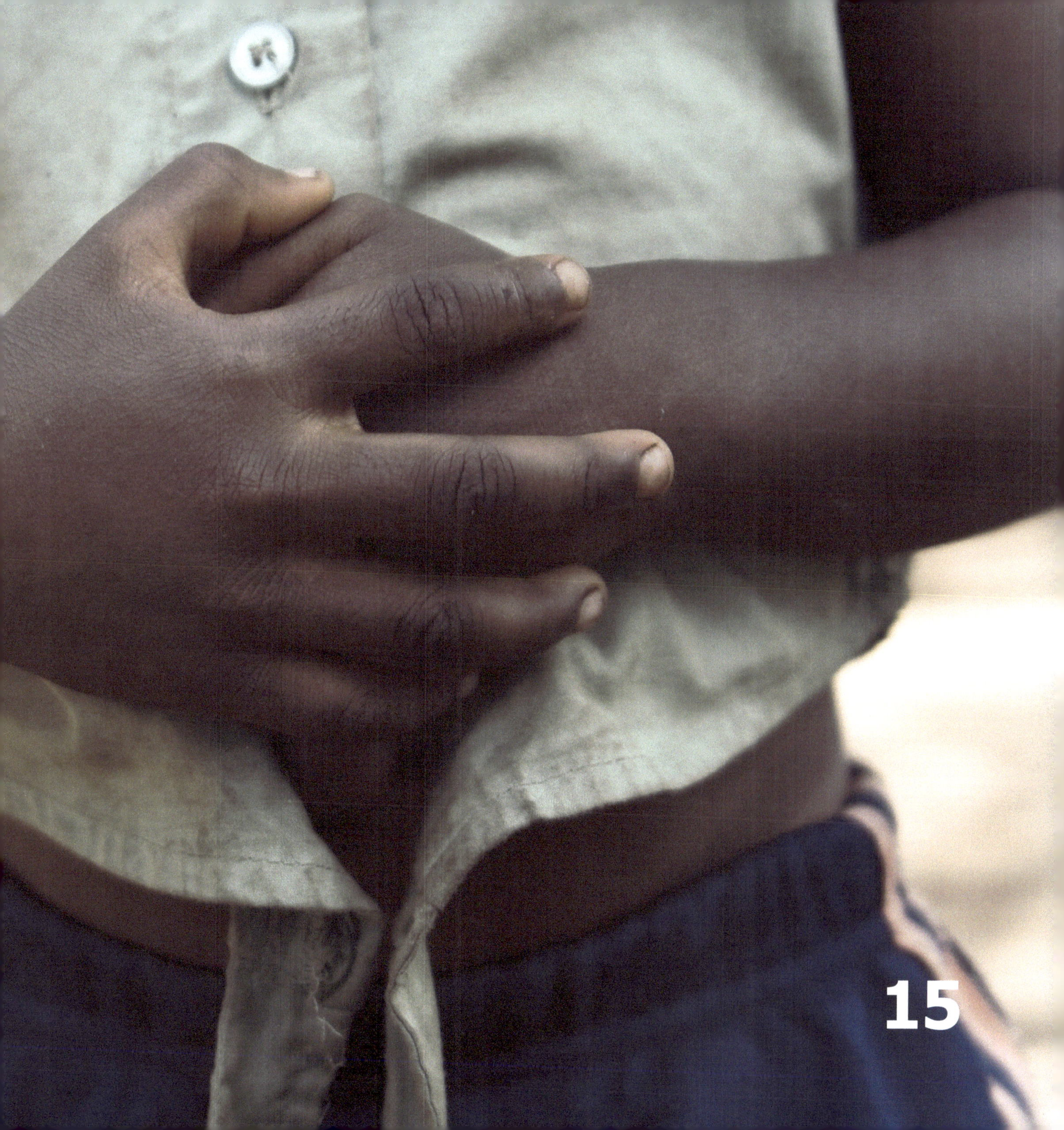
15

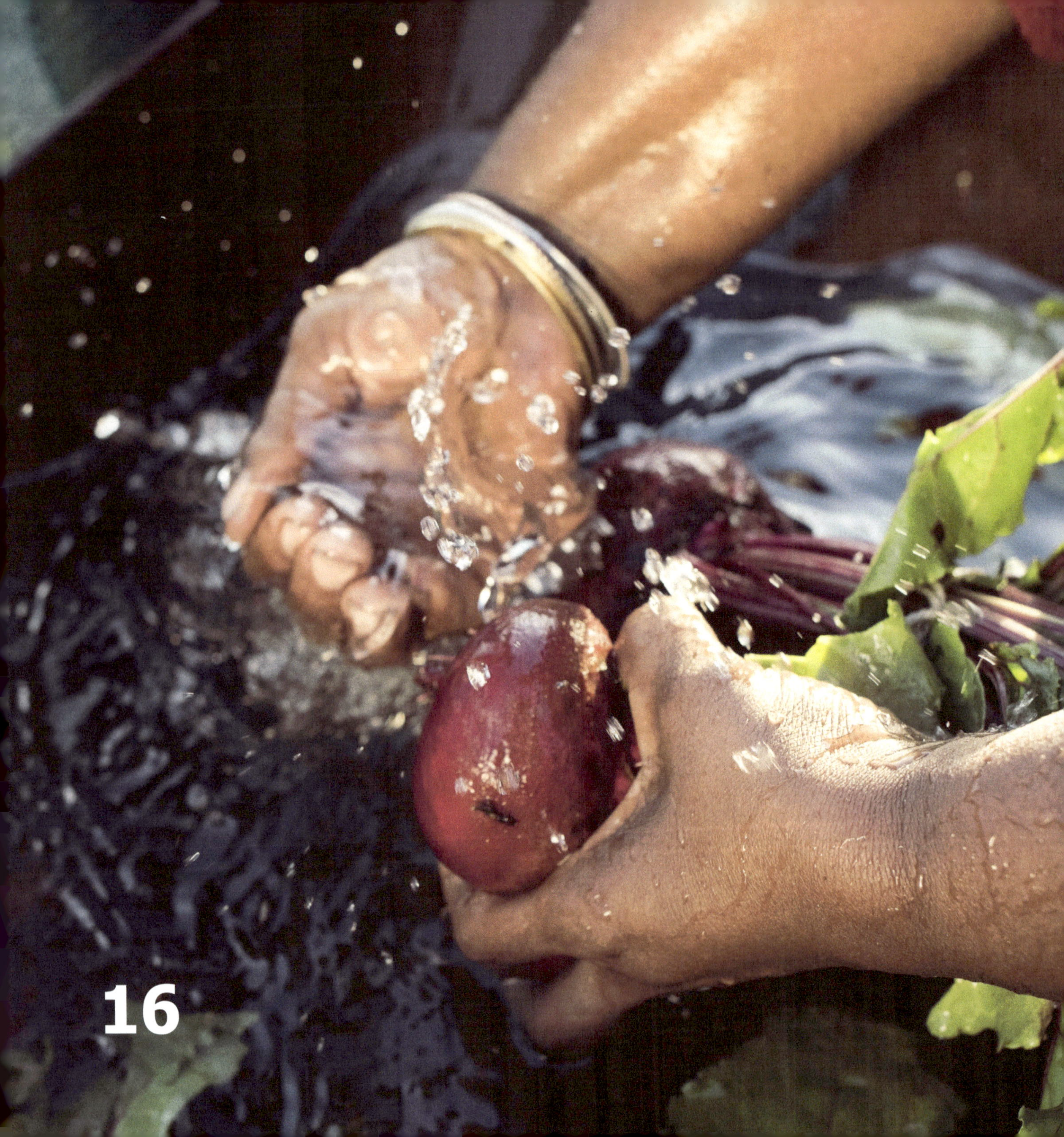

16

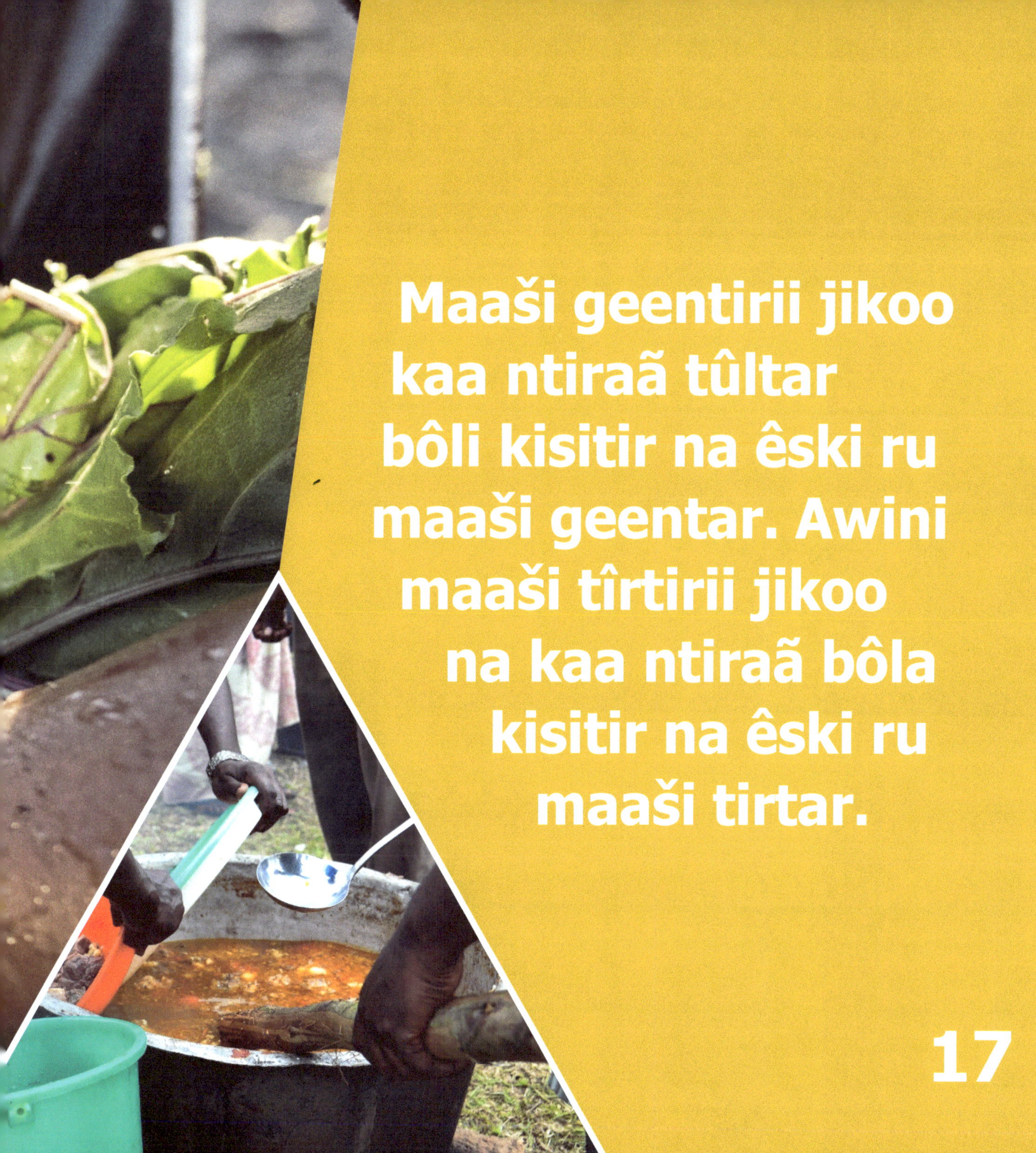

Maaši geentirii jikoo
kaa ntiraã tûltar
bôli kisitir na êski ru
maaši geentar. Awini
maaši tîrtirii jikoo
na kaa ntiraã bôla
kisitir na êski ru
maaši tirtar.

Ca ntiraã
cuntirigaã
ye amma
kilaantirigaã
ye ginna maaši
bidirigire
tigisoo kaa
ntiraã tûltar
na bidar.

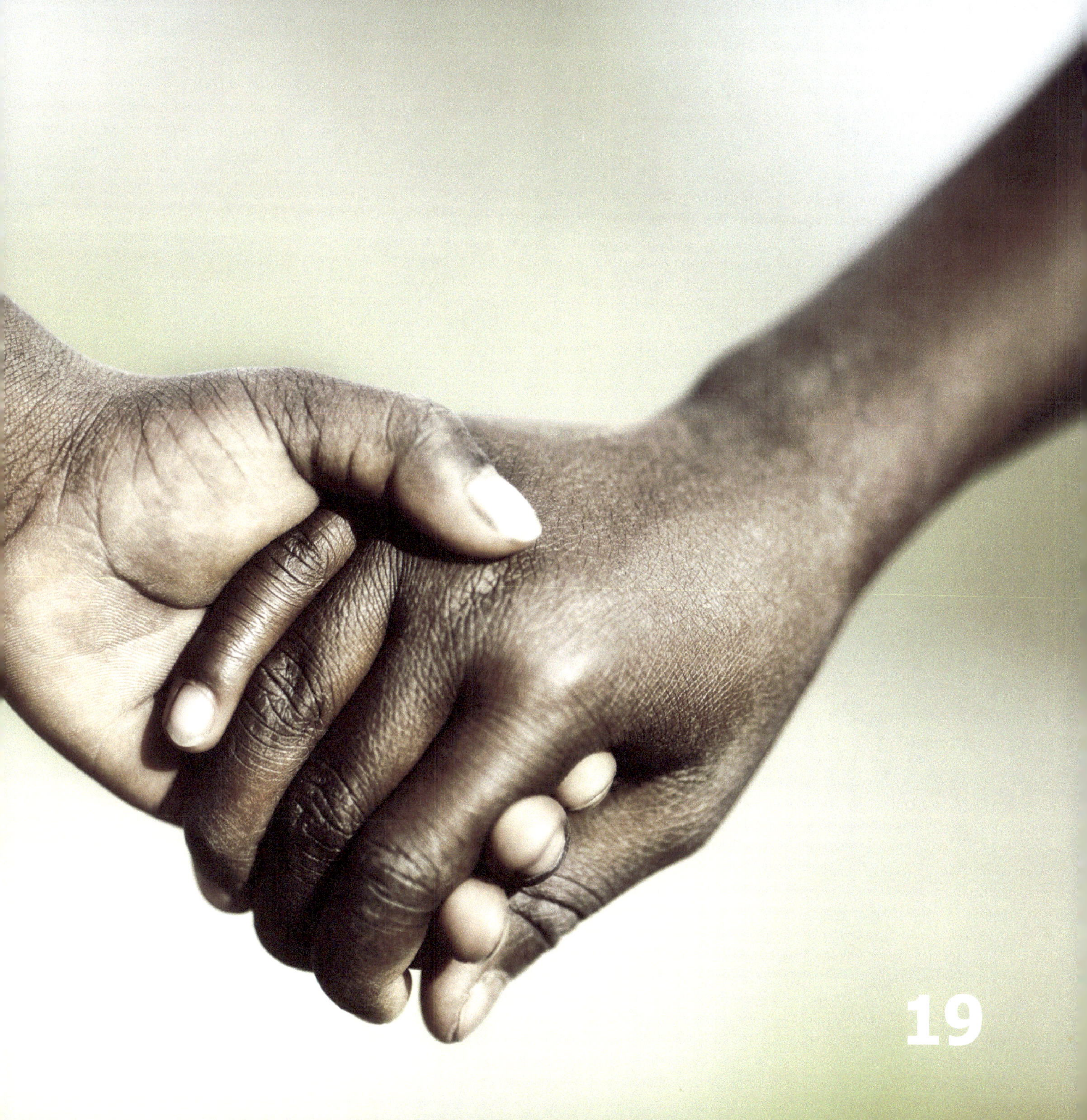

Sûŋkuroo
ye watirša
tirtiroo ye šîi
kolokolontiroo
ye ginna kaa
ntiraã tûltar.

20

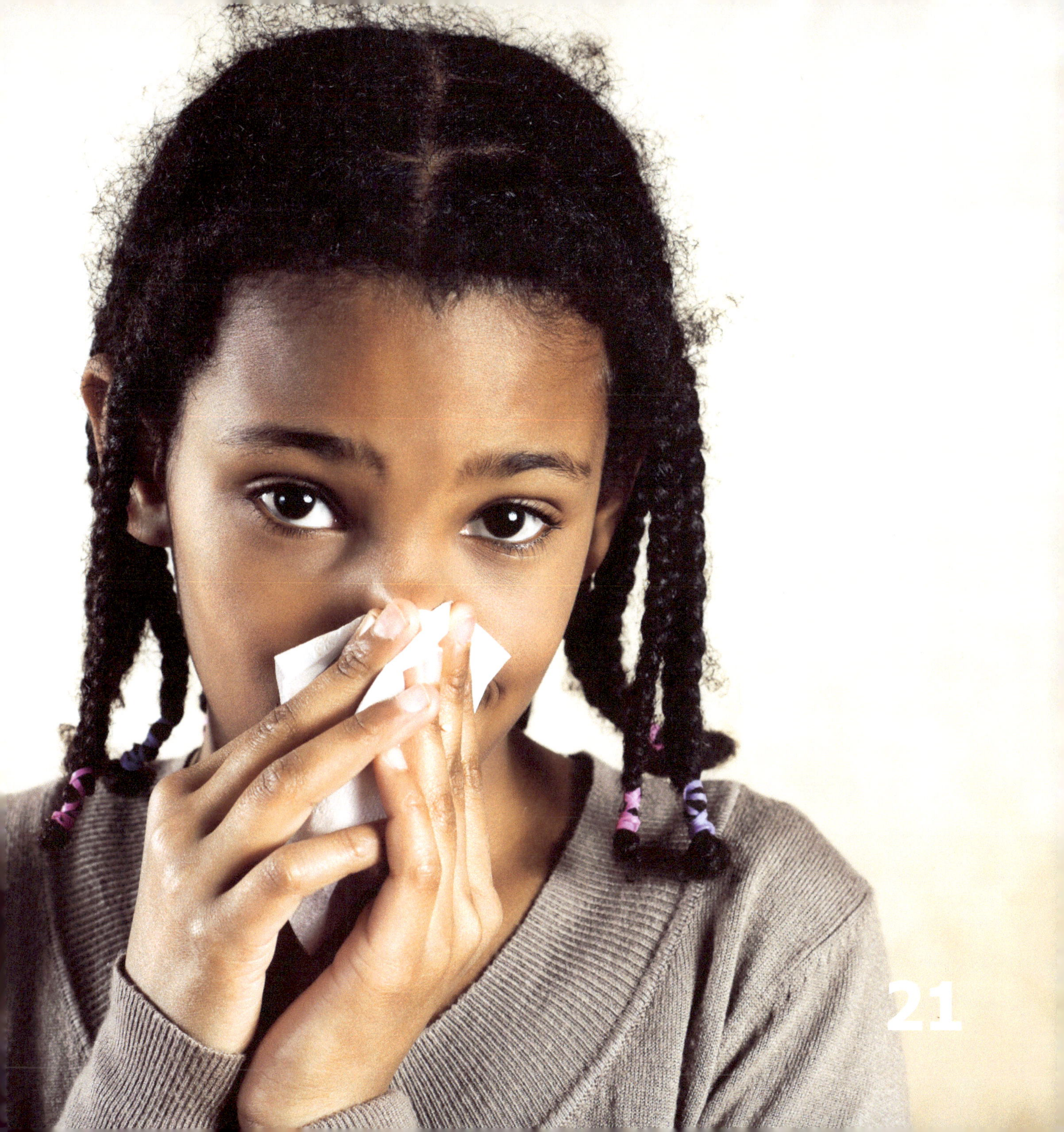

21

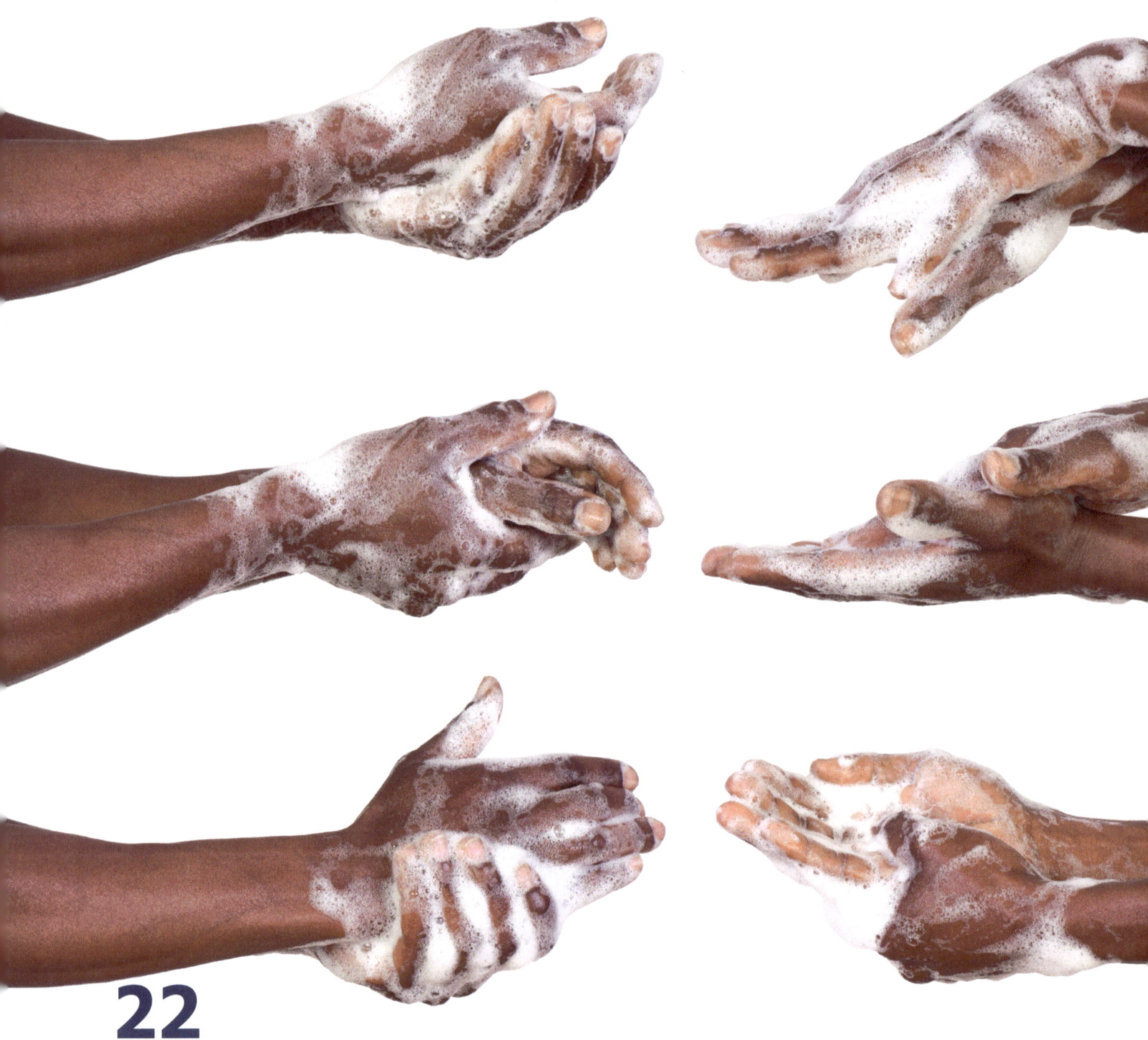

Kuusu zumpurde ru
bara ye nayisa ru
bara ye kaa ntiraã
sabun nu tûltar.

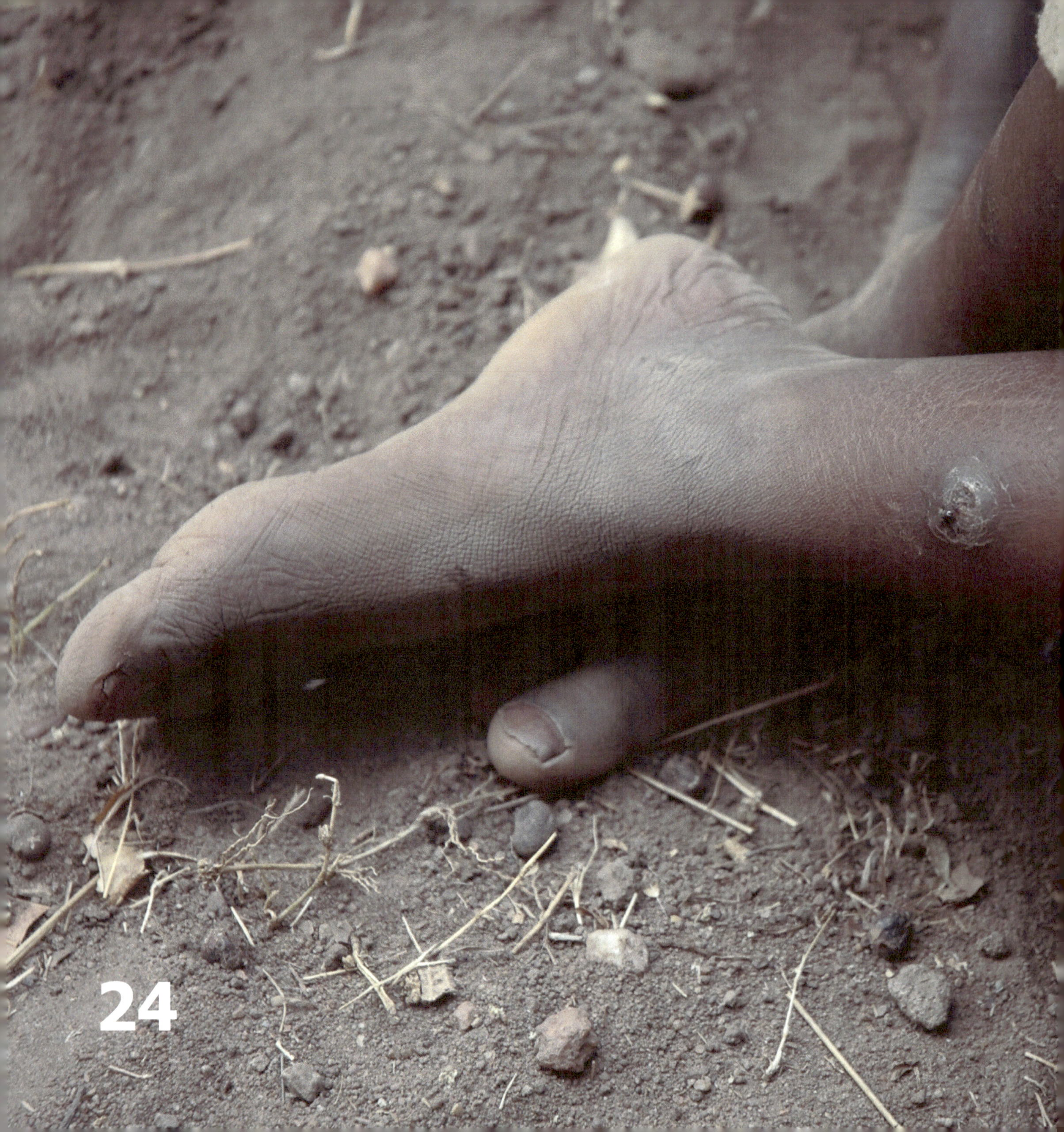
24

Aũ woši dawa yentirde kege, walla ŋu huma ye ešege huma ye daa ini tra nakuroo še kaa ntiraã sabun nu tûltar.

Ayi ye rôza kura
ginna ye mura
lantiroo walla
furca huntaã ye
kîŋkira huntaã
lantiroo še kaa
ntiraã sabun nu
tûltar.

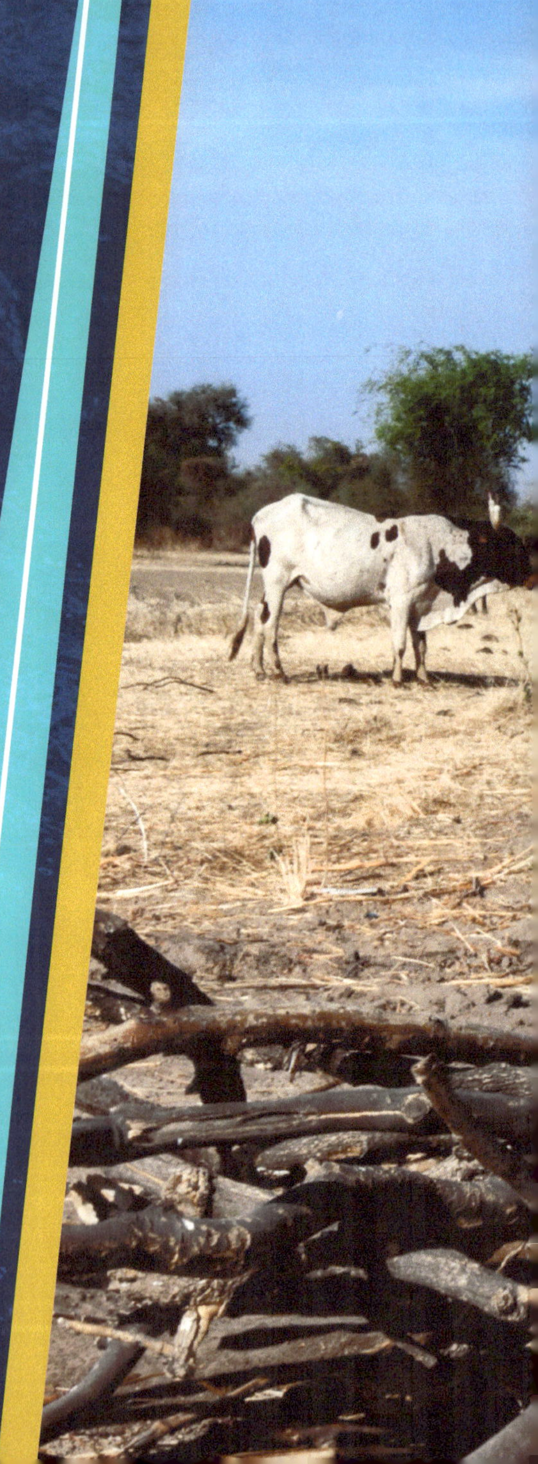

26

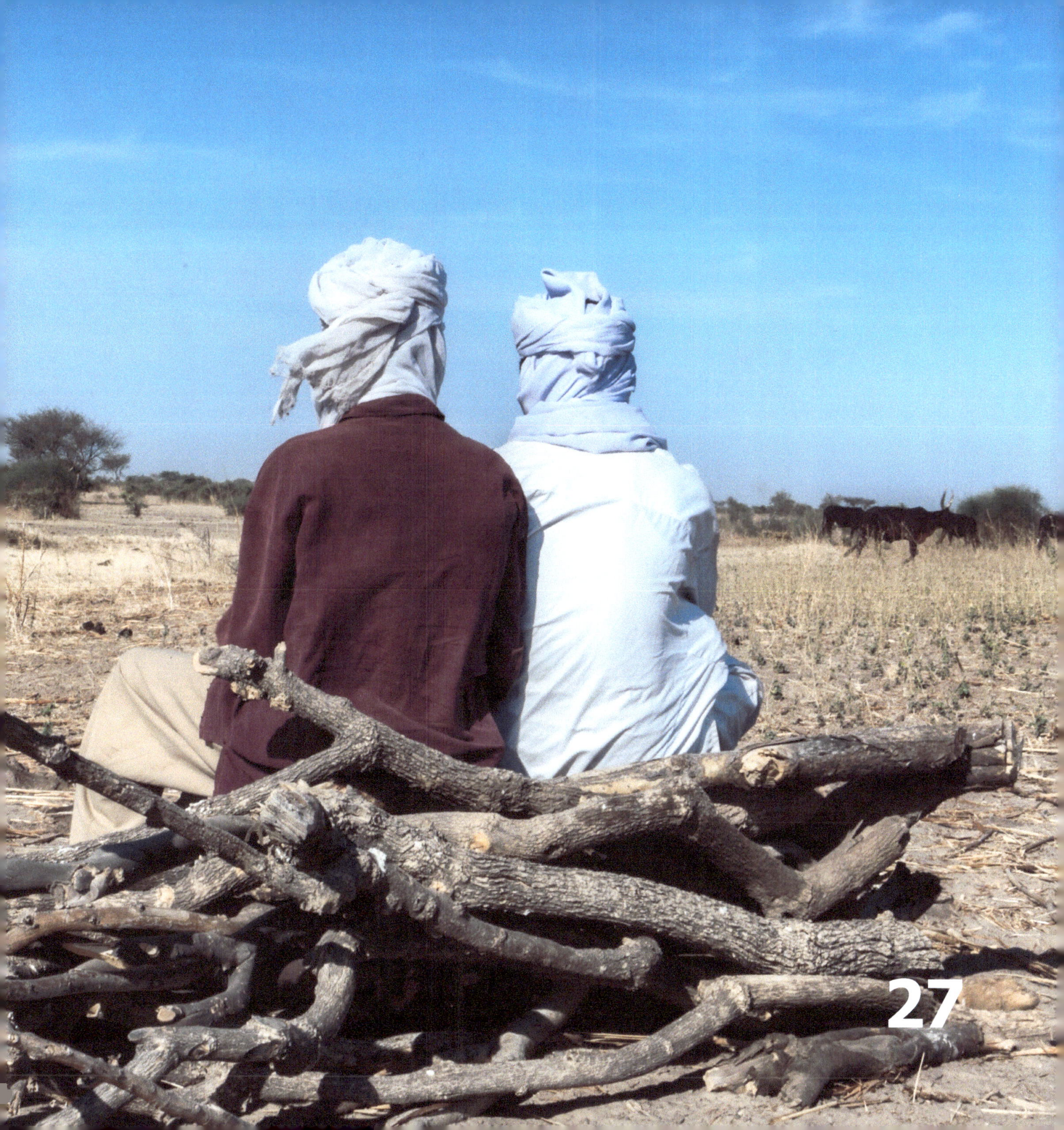

27

Wôki gur du
maaši ru bara
sabun nu
tûlturugi ciiru
maaši ru kui
kaa sabun nu
tûlturoo gali.

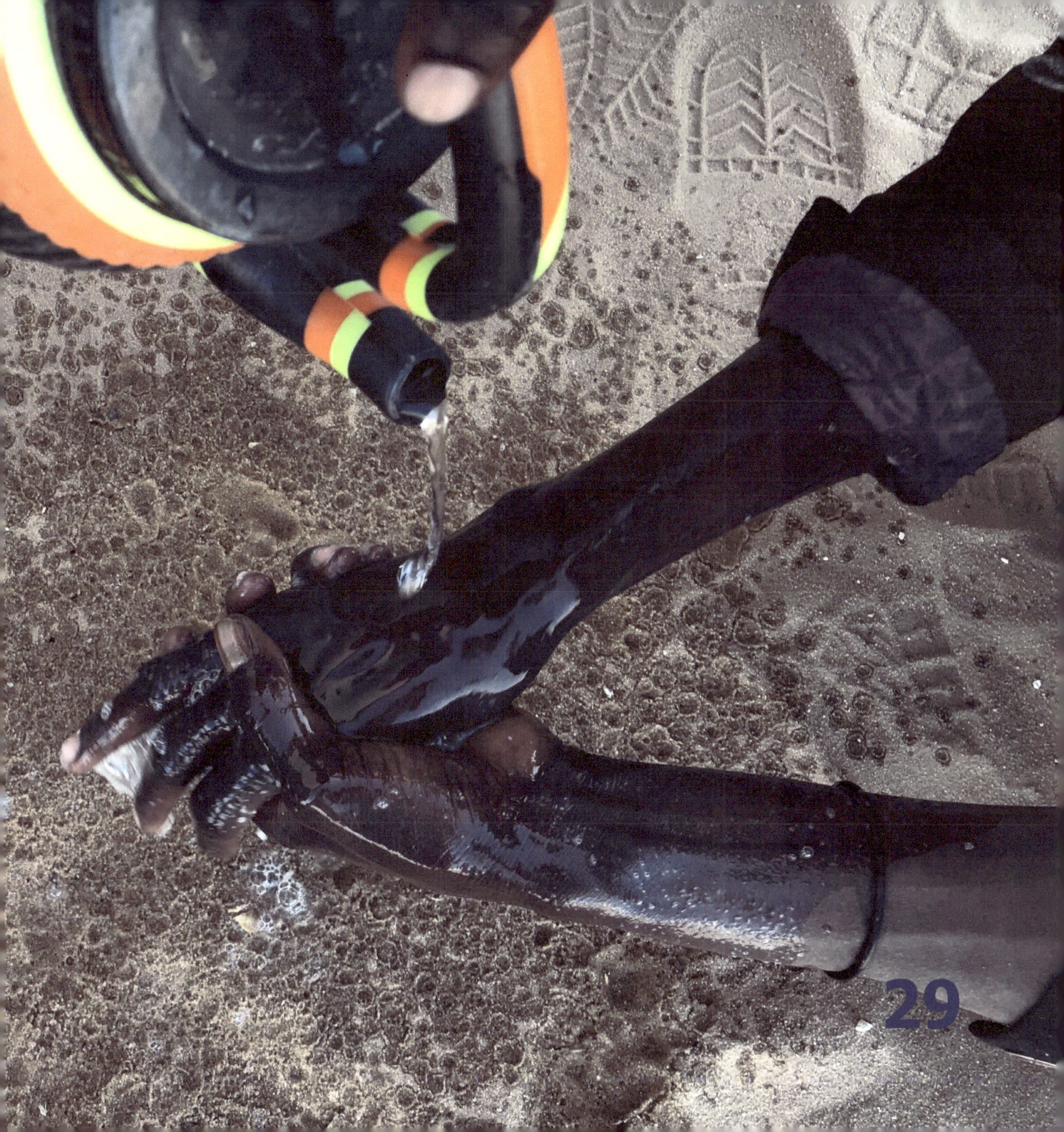

29

Aũ baziŋa
ginna kaa
hunaã sabun
nu tûlcine. Kaa
naa sabun nu
tûluŋuroo gûura
muntuũ ginna ru
ntaarigi.

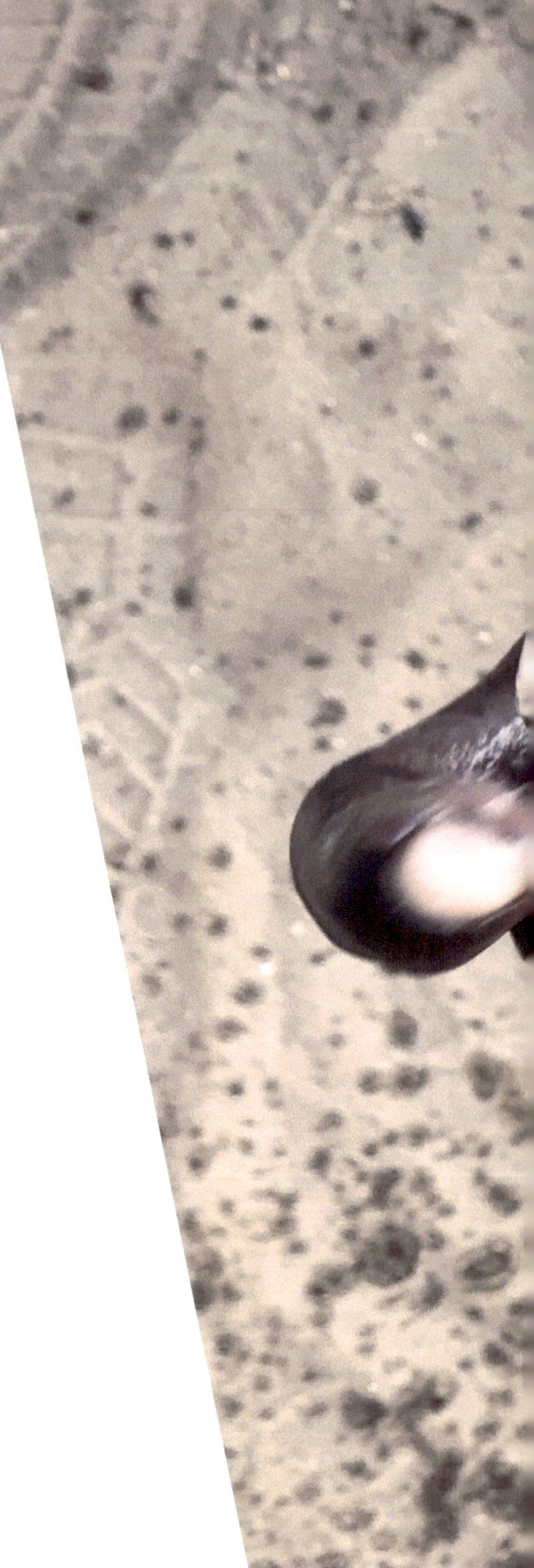

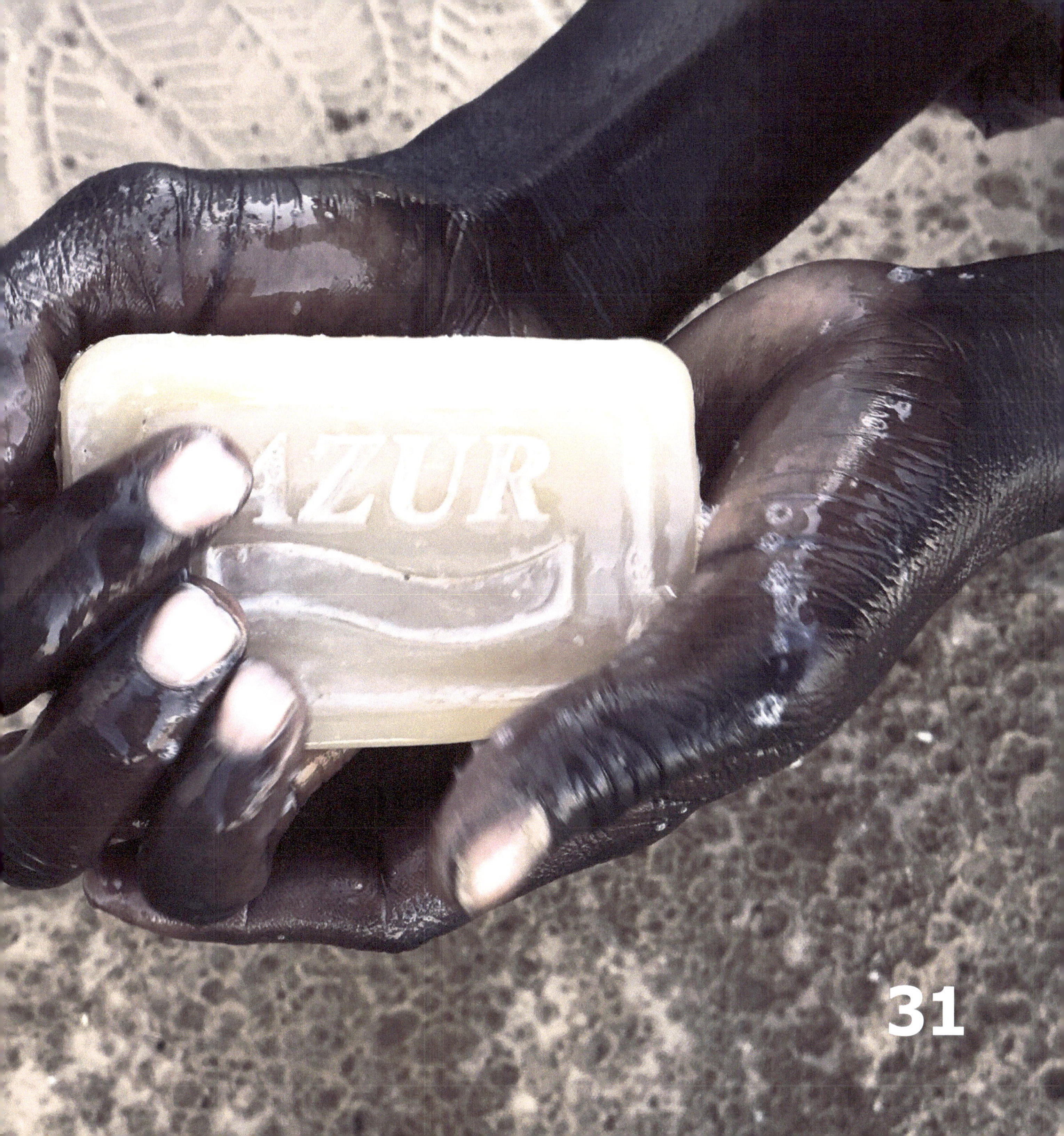

31

Aũ ruyima: Mamar Bokor ye Usuman Biran ye Rivers Camp «Galmaĩ Wûji»
Aũ kêliyima: Robert Johnson «Sûmpi Zen»
Amma geyintiraã: APE

www.dazaga.com